RAPPORT

SUR UNE

ÉPIDÉMIE DE CHOLÉRA,

QUI A RÉGNÉ DANS LE CANTON DE MANSLES,

ARRONDISSEMENT DE RUFFEC (CHARENTE),

En septembre et octobre 1855.

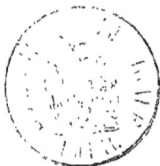

————————

A Monsieur le Sous-Préfet de l'arrondissement de Ruffec.

MONSIEUR,

Dans un rapide exposé que j'ai eu l'honneur de vous adresser le 8 novembre dernier, je vous ai soumis, en partie, les résultats de ma mission médicale à Mansles et dans d'autres localités de l'arrondissement de Ruffec. J'ai depuis rassemblé les remarques utiles que je crois avoir faites dans les deux mois que j'ai passés au milieu de l'épidémie, et je vous adresse aujourd'hui ce travail pour compléter mon œuvre.

J'arrivai à Mansles le 15 septembre, au soir, avec M. le docteur Kœnig, qu'une prévoyante charité y avait appelé.

L'apparition du choléra y datait du 8, et 28 décès avaient eu lieu dans la journée du 14. Je n'ai donc rien vu de la marche de la maladie à son début, et je ne saurais mieux faire que de rapporter les observations d'un témoin de cette première période, du docteur Arlin, qu'une suette allait bientôt forcer de quitter ses malades.

« Quelques jours avant l'apparition du fléau, m'écrit-il, la population était changée, son teint était jaune, bistré, et presque tout le monde ressentait des borborygmes et se plaignait de mauvaises digestions. Ces premiers symptômes précurseurs furent suivis de nombreuses diarrhées, qu'on attribuait à l'usage des mauvais fruits qu'on mangeait alors. Bientôt survinrent des cholérines peu graves, auxquelles succédèrent quelques cas de choléra sporadique, qui ne firent que peu de victimes. Enfin, le 8 septembre, les cas observés revêtirent la forme du choléra asiatique, le plus franc, le mieux déterminé. La maladie s'est montrée sous l'influence des conditions atmosphériques les plus variables. Pendant deux mois il n'était pas tombé de pluie, et cependant, malgré la sécheresse de la terre, les nuits étaient très-froides et les matinées obscurcies de brouillards, qui ne se dissipaient que lentement sous l'influence du soleil. La chaleur devenait d'une extrême intensité de 10 à 11 heures du matin. »

J'ajoute que le 15 était une de ces belles et chaudes journées de septembre, dont le ciel était à peine marqué de quelques rares nuages. Le temps, qui contrastait si fort avec les ravages de cette meurtrière épidémie, a continué d'être beau jusqu'aux premiers jours d'octobre; mais j'ai souvent été frappé, sans savoir que mon observation était d'accord avec celle du docteur Arlin du froid pénétrant de la nuit qui succédait à la chaleur du jour.

Mansles est situé dans la vallée de la Charente, à gauche de la rivière. De quelque point qu'on y arrive du côté de la campagne, on n'aperçoit la ville que du haut des monticules qui la dominent et l'eferment dans une impasse dont l'ouverture regarde la Charente. La direction des vents pendant presque toute la durée de l'épidémie a été assez exactement indiquée par le cours de l'eau qui marche de l'est à l'ouest.

La ville est régulièrement partagée en deux par la rue principale perpendiculaire à la Charente. La partie ouest a été la première atteinte et d'une manière presque exclusive au début ; plus tard, des cas se sont déclarés dans la partie est, et aussi dans un hameau dépendant de Mansles, du nom de Gouet, situé en aval sur la rive droite de la Charente.

Dans vos visites à Mansles vous avez souvent remarqué vousmême, Monsieur, l'insalubrité des habitations. Dans les trois rues de la *Verrine, de l'Ancien Champ de foire et des Bouviers,* se trouvent des logements dont la seule ouverture est la porte par laquelle on pénètre. On descend une ou deux marches pour arriver dans ces réduits de 10 pieds carrés, d'une élévation qui varie entre 1^m,60 et 1^m,75, et où vivent 6 ou 7 personnes. Les eaux ménagères ont détrempé la terre sur laquelle on marche ; ou bien un carrelage disjoint laisse séjourner de petites mares sur ce sol accidenté. Les murs n'ont jamais reçu la moindre couche de chaux, et la sensation d'humidité qu'on éprouve, en venant de l'extérieur, donne, en même temps, l'idée de la putréfaction.

Tout autour de ces misérables demeures et comme pour les encadrer sont : des fumiers, des immondices de toutes sortes, des eaux croupissantes. Mais ces murs tomberont sous les progrès du temps, et un règlement de voirie fera disparaître ces fumiers, avant qu'on puisse arracher cette population à ses habitudes de malpropreté. Ce n'est que du très-petit nombre qu'on pouvait obtenir que les matières des vomissements fussent reçues dans des vases, et soustraites ensuite à l'action du soleil en les mettant en terre. Quelques-uns les jetaient dehors sans s'inquiéter du lieu ; mais presque tous les rendaient sur le sol, au pied de leur lit ; personne ne songeait à les enlever, elles y demeuraient, s'y desséchaient en partie avec le temps ; et j'ai vu, dans certaines de ces maisons, où plusieurs malades s'étaient succédé dans le même lit, des amas considérables de ces déjections.

Quant aux matières de la diarrhée, elles étaient déposées à la porte, sur des fumiers, dans un ruisseau.

Cette partie ouest de la ville, qui est aussi la plus malsaine, la plus mal construite, et presque entièrement la plus pauvre, a été le foyer principal de l'épidémie.

Des cas, en assez grand nombre, se sont produits, il est vrai, dans la partie est et dans la *Grande rue* la mieux habitée générale-ment et la plus saine ; mais on peut dire qu'ils avaient un caractère moins général, une marche moins rapide que ceux de la première période, et qu'ils ont plus particulièrement frappé les valétudinai-res ou les timorés.

Les victimes de l'épidémie peuvent se répartir comme il suit :

Jouissant d'une certaine fortune. 10
D'une modeste aisance. 30
Indigents ou dans un état voisin de la pauvreté. . . . 132
                                                    ———
                            Total. 172

La population est de 1919 habitants. Il y a *cent* indigents inscrits au bureau de bienfaisance, mais on peut facilement voir que le nom-bre en est plus grand.

De Mansles, et dès le 17 septembre, je fus conduit à Puyréaux. Cette commune est composée de trois hameaux : Puygellier, Lâge et Puyréaux, auxquels il faut joindre par une disposition étrange, quelques maisons de la partie est de Mansles situées sur le territoire de Puyréaux. Ces deux communes sont distantes de trois kilo-mètres.

Les agglomérations de Puyréaux et de Lâge sont très-rapprochées l'une de l'autre ; elles occupent sur un prolongement des hauteurs qui environnent Mansles, un plateau calcaire assez élevé. La situa-tion topographique est heureuse, et tout indique qu'une sage pré-voyance a tout fait pour l'améliorer.

Une belle route, bordée de trottoirs, traverse ce village, et l'air de propreté qu'on y remarque forme une frappante opposition avec le quartier de la rue des *Bouviers* dont je viens de parler. Vous

ne voyez pas à Puyréaux les ruisseaux fangeux qui sont partout à
Mansles. On a su profiter des pentes du terrain pour l'écoulement
des eaux pluviales ou ménagères. Les fumiers sont relevés et soi-
gneusement tassés. Les habitations, dont un grand nombre sont de
construction récente, présentent de bonnes conditions de salubrité.
Deux ou trois à peine font exception, mais sans rappeler en rien ce
que j'avais vu les jours précédents. Elles sont, en général, bien
exposées, spacieuses, tenues avec soin, les murs sont passés à la
chaux, et on y a ménagé des fenêtres en nombre suffisant.

Les habitants pour la plupart sont dans l'aisance, et les nécessi-
teux ont trouvé, dans une charitable protection, mille soins que se
refusent trop souvent les gens plus fortunés de la campagne.

Tout semblait indiquer, dans l'état des premiers malades soumis
à notre examen, que le choléra allait frapper cette population.
Quelques diarrhées prémonitoires, l'état saburral de la langue, chez
tous ceux que nous visitions, démontraient la présence du génie
épidémique, et la mauvaise disposition des esprits effrayés du voi-
sinage de Mansles ne pouvait qu'aggraver ces premiers effets de la
maladie.

Il n'en a rien été cependant; ces prévisions, toutes fondées qu'elles
paraissaient, ne se sont pas réalisées.

Puyréaux et Lâge ne comptent qu'un seul cholérique atteint légèrement. Ce sont des suettes sans gravité que nous y avons
traitées.

Un tel résultat est sans doute digne d'attention.

C'est au pied de *Puyréaux*, dans une vallée qu'arrose un petit af-
fluent de la Charente, la Bonnieure, et sur cette rivière même qu'est
situé Puygellier.

Ce hameau est peu important.

La fièvre intermittente y est endémique, sous l'influence des crues
de la rivière pendant l'hiver, et de son faible courant d'eau pendant
l'été; ce qui en fait, en cet endroit, un marais une partie de l'année.

Les habitations, en général, sont pauvres, mal construites. La
population appartient à la classe ouvrière et vit de faibles salaires.
Nous y avons observé quatre cas de choléra qui tous ont été mortels.

Les suettes y ont aussi revêtu une forme plus grave qu'à Puyréaux. La partie de Puyréaux voisine de Mansles est à ce point de cette dernière commune par sa position et son état sanitaire, que je ne l'en puis séparer. Le choléra s'y est également montré.

La population de Puyréaux est de 537 habitants sur lesquels on compte une douzaine de pauvres.

Par une lettre, en date du 5 octobre, vous m'appreniez, Monsieur, que le choléra sévissait à Aigre. Je m'y rendis à votre invitation; vous m'y aviez devancé, et vous savez que ce n'est pas dans la ville même qu'existait l'épidémie, mais dans deux communes très voisines, *Aizecq et Villejésus*. Le hameau d'Aizecq dépend de la commune de Marsillac, il est situé le long d'un petit cours d'eau, au milieu des marais dans lesquels se pratique le rouissage du chanvre.

Il compte à peine vingt feux, et le nombre des décès cholériques s'est élevé à 22. Les trois quarts, au moins, des habitants sont indigents, et l'autre quart se rapproche de la classe pauvre, par son alimentation et son hygiène.

Le choléra s'y est manifesté sous sa forme la plus grave.

La commune de Villejésus est bâtie sur le flanc d'un côteau qui regarde à l'est et tourne, en quelque sorte, le dos à Aigre.

Sa population agglomérée est de 777 habitants, 60 ont succombé à l'épidémie. 21 indigents ont été malades, et, sur ce nombre, 15 *sont morts*.

J'ai eu l'honneur de vous dire, Monsieur, dans un premier rapport qu'un malade, venu de Mansles, avait marqué, par sa mort, le début de l'épidémie à Aigre (12 octobre).

J'ai noté ce fait, que je répète ici, non comme une preuve de contagion, mais seulement comme une date. L'aisance de la plus grande partie de la population, ses habitudes et ses mœurs, toutes différentes des communes précédentes; les soins qu'on apporte à tout ce qui peut améliorer l'état sanitaire des habitations et des rues, et aussi les excellentes mesures prises au début par l'administration locale, expliquent, malgré sa position entre deux communes infectées, cette faible mortalité de 14 décès sur 1800 habitants.

Sur la route de Mansles à Aigre se trouvent la commune de Fouqueure et le petit hameau d'Echoisy. A Fouqueure sur 1,035 habitants, dont 160 indigents, on a enregistré 26 décès cholériques du 23 septembre au 1er novembre; 15 appartiennent à la classe pauvre.

Échoisy est une petite agglomération dépendante de la commune de Celettes. Elle est située au pied même d'une éminence qui la défend du vent du nord-est, dans une espèce de gorge peu profonde qui s'ouvre sur la rive gauche de la Charente.

Le choléra y a fait 14 victimes sur une population de 90 habitants.

Quelques-unes des maisons où il a fait le plus de ravages peuvent être comparées à ce que Mansles présente de plus triste et de plus malheureux.

J'ai visité également la commune d'Embérac et quelques hameaux qui en font partie sous le nom de marais des Cambouilles. L'agglomération principale est située sur une éminence qui domine la rive droite de la Charente. C'est à sa population pauvre seulement qu'on peut adresser le reproche de malpropreté, malgré les exhortations et les soins de l'administration municipale. Mais les divers hameaux des *marais*, disséminés dans la même vallée que le petit village d'Aizecq, m'ont offert dans quelques habitations le triste spectacle de l'extrême misère jointe à l'extrême malpropreté. On devait, dans l'une d'elles, marcher au milieu d'un demi-pied de boue et d'eau pour arriver au lit du malade. Je ne sais quelle a été la mortalité dans cette dernière population; je n'ai à ma disposition que le relevé des décès à Embérac, chef-lieu.

Du 1er octobre au 2 novembre sur 240 habitants, 24 ont succombé.

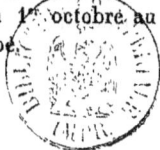

Dans le seul désir de venir en aide aux populations, nous avons été plusieurs fois aussi à St-Amand de Boixe. Mais cette commune sera de la part du médecin qui y a été envoyé ultérieurement à nos visites l'objet d'un rapport. Le même motif m'a fait ne pas insister sur les communes d'Aigre, d'Aizecq, de Villejésus et de Fouqueure. Enfin je ne ferai que mentionner des excursions à *Fondclairaux*, à *Lasalle*, à *Lichères*, à *Baillet*, au *Deffand*, à *Château-Renaud*, à *Juillet*, à *Charmé*, à *Aunac*.

Elles avaient pour but la visite de malades isolés, pour lesquels nos soins étaient réclamés, et nous n'avons recueilli aucune observation sur ces localités.

A ces remarques sommaires, que j'eusse désiré rendre plus complètes par quelques observations météorologiques, et avant de dire quels moyens nous avons opposés au choléra, je veux ajouter les mesures générales que me paraît réclamer avant tout une épidémie.

Le premier soin c'est l'organisation du service médical. Ne peut-on pas établir dans un centre restreint de population un lieu où tout malade doit venir ou envoyer se faire inscrire. Les adresses sont groupées par quartier, et les médecins, à différentes heures du jour et de la nuit, se partagent cette liste. La municipalité, à qui revient le soin de ce travail, y trouve un contrôle sérieux de l'état de chacun de ses indigents et un moyen de répandre efficacement les secours qu'elle leur destine. Les visites préventives pratiquées en Angleterre, dans les dernières épidémies, autorisent, par leurs bons résultats, toute tentative analogue. En laissant au contraire chaque malade au hasard courir après un médecin, la peur en fait chercher deux, trois, plus si c'est possible; et la crainte de mécontenter le dernier fait qu'on lui cache avec grand soin la visite du précédent.

J'ai vu ainsi trois prescriptions des plus opposées, par leur nature et leurs effets, prises par le même individu; d'autres se réservent le soin de choisir entre chacune des ordonnances celle qui répond le mieux à leurs goûts ou à leurs opinions médicales.

En même temps que de pareils faits amènent la mort de ces mal-heureux, victimes de leur ignorance, ils affaiblissent par des contradictions inévitables toute la confiance que la médecine et les médecins auraient besoin d'inspirer en un pareil moment, pour relever les esprits abattus et les soustraire à la désastreuse influence de la peur.

Enfin, vingt malades, au prix de protestations et de mensonges, ont pu se procurer trois avis chacun; mais vingt autres sont morts avant d'avoir trouvé un seul médecin!

Ces réflexions, je les faisais au lendemain de notre arrivée à Mansles, où ce défaut d'ordre, qu'il faut attribuer aux vives préoccupations du moment, a été particulièrement regrettable.

Cette absence de direction et d'unité est tout aussi sensible dans les mille détails de besoins exceptionnels; elle rejaillit sur l'état moral de la population en lui laissant croire que le désarroi est partout et que personne ne veille.

Ce ne sont pas d'inutiles et froides visites qu'il faut faire; elles ne servent à rien, qu'à persuader à tous qu'il y a un grand danger, puisque tant de gens qu'ils ne voient jamais chez eux, y viennent en ce moment; mais ce sont les règles d'une bonne hygiène qu'il faut indiquer; ce sont des secours de toute nature qu'il faut savoir donner à propos; c'est enfin, l'aide de l'intelligence qui manque si souvent, et qu'il faut apporter. Un remède est prescrit, mais sera-t-il pris? Le malade ne sait pas ce que c'est que l'eau de riz ou l'empois, le médecin peut-il et doit-il commencer par faire l'éducation de son malade ou de ceux qui l'entourent?

Ces difficultés, je ne les crée pas à plaisir; elles se rencontraient à chaque pas.

Qu'on mette en pratique les visites préventives, comme en Angleterre, ou qu'on s'en tienne au moyen dont je viens de parler, rien ne doit être negligé pour savoir vite quels sont les malades : d'une heure dépend souvent le succès du traitement. C'était une cholérine légère, et maintenant c'est un cas de choléra grave.

Il faut laisser peu à l'initiative de chacun; ces populations paraissent, en effet, décidées à tout supporter plutôt que de renoncer

à leurs habitudes ; on doit tenir compte de la situation et recourir
à des mesures exceptionnelles : faire mettre en terre les matières
des vomissements , enlever les fumiers , les immondices , ne s'arrêter, pour assurer l'exécution d'une pareille ordonnance, devant aucune des mille petites raisons tirées de l'intérêt particulier et qui
deviennent toujours des obstacles aux meilleures choses. Ne visiter
les habitations que pour y indiquer certaines règles d'hygiène :
l'aération aux heures où le soleil est sur l'horizon , des feux allu-
més le soir, les murs passés à la chaux, des recommandations de
soins de propreté de toute nature , enfin du chlorure de chaux ré-
pandu partout où se peuvent dégager des émanations fétides.

Tous ces moyens sont indiqués par la science et par la raison ;
car si le choléra ne se produit pas là où la mort démontre sa présence, les circonstances locales aident singulièrement à son développement.

Je ne fais d'ailleurs que mentionner ici rapidement des mesures
simples et très-applicables, dont l'oubli me paraît avoir considéra-
blement influé sur le résultat des divers traitements.

CARACTÈRES GÉNÉRAUX DE L'ÉPIDÉMIE.

TRAITEMENT.

J'ai eu l'honneur de vous dire, dans un premier rapport, que je n'estimais pas à moins de 600 le nombre des malades traités à Mansles, mais c'était à des degrés forts divers qu'ils étaient atteints. Depuis ces diarrhées légères et ces embarras gastriques auxquels on remédie jusqu'à ces terribles cas foudroyants contre lesquels la médecine paraît impuissante, la distance est grande et pleine de nuances.

Tout le monde subit cette influence du milieu délétère; j'ai examiné la langue de 2 à 300 individus dans une même journée, et chez tous elle était chargée; j'ai recommencé, différentes fois, en divers lieux, le même examen, et partout il a donné le même résultat. M. le D^r Kœnig m'a dit avoir fait la même observation. Le malaise est général et se traduit de beaucoup de manières, selon les constitutions et les susceptibilités diverses. C'est partout et pour tous le même poison, mais inégalement absorbé. Les animaux eux-mêmes en ressentent les effets, et j'ai vu les chevaux qui me conduisaient atteints de diarrhée, sans que rien de leur nourriture ou de leur fatigue pût expliquer ce désordre.

Les individus les plus faibles, ceux que des maladies antérieures, une constitution appauvrie ou des excès, présentent sans résistance à cette cause de destruction, ceux-là succombent les premiers; et nous avons vu, comme dans les autres épidémies du même genre, les convalescents d'autres affections, les gens souffreteux et les ivrognes particulièrement frappés. L'épidémie du choléra que nous avons observé, n'a rien présenté qui n'ait été déjà bien des fois rapporté. Ce sont toujours les mêmes formes et les mêmes symptômes : langue saburrale, diarrhée blanchâtre avec un refroidissement général et de la prostration. Bientôt apparaissent des crampes et des vomissements ; la diarrhée augmente, la secrétion urinaire cesse ; l'algidité se prononce de plus en plus ; le pouls devient filiforme ; on remarque de la cyanose à des degrés divers ; les doigts se tuyautent ; les yeux s'enfoncent dans leurs orbites, et le corps semble diminuer de volume ; le malade se plaint d'une barre épigastrique insupportable et d'une soif que rien ne peut éteindre. Enfin, l'odeur caractéristique de la transpiration cutanée et pulmonaire, des vomissements et des garderobes démontrent le travail général d'élimination du poison que tente la nature.

De cette triple action morbide sur les centres nerveux, le système circulatoire et les voies digestives, sont nées toutes les opinions qui ont cours dans la science pour expliquer les phénomènes que détermine dans l'économie la présence du miasme cholérique. Les uns admettent que le sang est primitivement empoisonné ; d'autres pensent que le tube digestif est le point de départ et le foyer même de la maladie. Pour une dernière opinion, le choléra ne serait que la lésion des nerfs sensitifs.

Il n'est pas de mon sujet de m'arrêter à toutes les idées émises sur cette affection ; je ne pourrai d'ailleurs que puiser aux travaux importants qu'elle a fait naître, sans y rien ajouter.

Mais on a nié, dans ces derniers temps, la possibilité des cas foudroyants, de ceux qui, sans diarrhée prémonitoire, entraînent la mort en quelques heures ; nous en avons cependant observé cinq exemples, et j'en citerai un : celui d'un ancien militaire qui, frappé subitement à huit heures du matin, et renversé par la violence du mal, se relève après quelques instants, trouve assez de forces pour se mettre au lit lui-même, en protestant de son courage, et qui succombe en *cinq* heures à des accidents formidables de refroidissement.

Dans les cas de cette nature ou dans ceux qui s'en rapprochaient par la gravité des symptômes, sinon par la rapidité de leur mani-

festation, les vomissements étaient plus rares et cédaient plus facilement; les selles, abondantes au début, s'arrêtaient; mais le
phénomène prédominant, que rien ne modifiait, c'était l'algidité.
Tout le calorique semble avoir disparu, et l'haleine glaciale du malade le démontre assez.

Le traitement que prescrivait M. le docteur Kœnig dans les cas
graves était le suivant : à l'intérieur — forme cyanosée algide —
l'esprit de camphre, à la dose de 20 gouttes pour 120 grammes d'eau,
administré par cuillerée à bouche, toutes les demi-heures; d'autres
fois, il donnait, comme diffusible, l'acétate d'ammoniaque étendu
d'eau, à la dose de 20 grammes, également par cuillerée à bouche,
toutes les heures.

Il préférait le camphre là où l'algidité était le symptôme alar-
mant, et l'acétate d'ammoniaque pour relever la circulation et rappeler la moiteur de la peau.

Il ajoutait du thé avec de l'eau-de-vie en boisson, alternant, soit
avec la potion ammoniacale, soit avec la potion camphrée; il com-
battait la diarrhée par des lavements d'une décoction de Ratanhia
et de quinquina.

A l'extérieur, il faisait appliquer un vésicatoire au creux épigastrique, et des sinapismes au siége des crampes. Quand la réaction
commençait à s'opérer, le malade était enveloppé dans une couverture de laine et on l'entourait de cruchons pleins d'eau chaude.

Nous avons également usé, avec succès de deux moyens que nous
avait indiqués M. le docteur Poitevin, médecin des épidémies.

Le premier nous venait en aide pour provoquer la transpiration :
c'était de la chaux qu'on faisait déliter sous la couverture même; et
le second était employé dans les cas assez fréquents où le retour de
la circulation amène la congestion du cerveau : il consistait a mettre
bouillir des orties avec du son, a en faire une bouillie épaisse
qu'on imprégnait de vinaigre et qu'on promenait sur les extrémités
inférieures; ce sinapisme, très-simple, très-actif en même temps,
et qu'on trouve partout, nous a été souvent d'une grande utilité.
Nous avons aussi employé les préparations opiacées de laudanum
de Sydenham, à la dose de 10, 12 et 15 gouttes, dans des lavements

d'amidon contre les diarrhées légères : c'est un moyen qui a été fréquemment mis en usage et qui a paru nous réussir.

Nous devons à M. Machenaud, qui a apporté au secours de ces populations tant de zèle et de dévoûment, d'avoir essayé d'un nouveau mode d'administration de l'opium ; il consiste à faire absorber ce médicament sous forme de pommade par la muqueuse vaginale chez la femme, et par la muqueuse uréthrale chez l'homme. Dans les cas assez nombreux où l'opium est indiqué contre les phénomènes nerveux — forme dite spasmodique — où l'estomac ne paraît devoir rien absorber par la fréquence des vomissements, le moyen dont je parle nous a été d'un grand secours.

Mais ici se place une remarque qui s'applique à tous les opiacés dans le traitement du choléra. Chez les individus où le cerveau a une tendance à se congestionner, soit par l'abus antérieur des liqueurs alcooliques, soit par l'effet de la réaction qui commence à se produire, les moindres doses de ce médicament augmentent cette disposition et font naître une véritable complication qui devient pour quelques malades la cause des plus grands dangers.

« M. le docteur Arlin m'écrit que les cas de cholérines qu'il a eu à traiter au début de l'épidémie ont cédé au traitement des émollients et des adoucissants : tisane de riz gommée, lavements d'eau de riz laudanisés, frictions légèrement stimulantes. Au choléra sporadique algide, il opposait les mêmes moyens : tisanes froides émollientes, lavements froids laudanisés, application de sinapismes sur la région épigastrique, qu'on promenait ensuite sur les cuisses et les jambes ; on en appliquait de même sur les membres supérieurs, et on avait soin de couvrir l'abdomen de cataplasmes émollients. Quand les lavements froids ne réussissaient pas, il les faisait remplacer par des lavements avec l'eau sortant du puits et fortement laudanisés. Enfin, dans un cas désespéré, il a fait usage de l'oxycrat et s'en est bien trouvé ; il ordonnait aussi des boissons froides aiguisées de rhum ou d'eau-de-vie. »

M. Daigueplat, qui a repris avec tant de générosité et de cœur une carrière que l'âge l'avait forcé d'abandonner, m'a obligeamment communiqué le traitement qu'il a mis en pratique. Contre la diarrhée dans la cholérine, l'eau de riz avec addition de gomme arabique édulcorée ou de jus de citron, sous-nitrate de bismuth, à la dose de 6 décigrammes à un gramme, pris en trois fois dans la journée; lavements amidonnés avec 8 à 20 gouttes de laudanum en y ajoutant parfois des blancs d'œufs. Il se loue de l'emploi de ces moyens; lorsque le vomissement avait lieu, il faisait prendre de demi-heure en demi-heure une cuillerée à bouche de la potion suivante :

Eau de mélisse.	45 grammes.
Acétate d'ammoniaque.	30 —
Laudanum.	6 —
Sirop de gomme.	45 —

Dans certains cas, il ajoutait 45 grammes d'eau de cannelle.

Dans la forme dite spasmodique du choléra, il donnait toutes les demi-heures une cuillerée d'une potion ainsi composée :

Eau distillée de mélisse.	
— de menthe.	AA. 16 grammes.
— de tilleul.	
— de fleur d'oranger.	8 —
Sirop d'éther.	16 —
Laudanum.	de 10 à 20 gouttes.

Quand les vomissements persistaient, il avait recours à la potion anti-émétique de Rivière; il réchauffait les extrémités par des frictions sèches ou encore avec l'huile ou l'alcool camphré.

M. Daigueplat termine ainsi la note qu'il m'a remise :

« Comme le service médical n'était pas bien organisé, je ne puis savoir au juste le résultat de ces divers traitements, parce que presque tous mes malades ont été visités par d'autres médecins qui ont apporté des changements, et que moi-même, arrivant souvent après eux, je modifiais ce qu'ils avaient ordonné. Au total, nous avons perdu grand nombre de nos malades; beaucoup, il est vrai, ont mal suivi les ordonnances ou commis des imprudences. »

M le docteur Texier de Villefagnan, chez lequel nous avons

trouvé un généreux concours, a ordonné quelquefois des lavements au nitrate d'argent; je ne sais ni la dose qu'il employait, ni les résultats qu'il a obtenus; je ne puis que noter ce moyen.

Enfin, M. le docteur Kœnig prescrivait l'ipécacuanha en poudre : 1 gramme divisé en 6 doses, à prendre dans la journée, quand la langue était fortement chargée et qu'une diarrhée commençante paraissait rendre imminente une attaque de choléra.

Il faisait usage également de teinture d'assa-fœtida : 40 gouttes pour un quart de lavement dans une décoction de cynorrhodons (40 fruits pour deux litres d'eau, cuire jusqu'à réduction d'un litre); c'était contre les accidents nerveux qu'il l'employait. J'ai souvent été témoin des bons effets que M. le docteur Kœnig retirait de ce médicament.

Tous ces moyens appartiennent à la médication symptomatique, et ne dérivent d'aucune idée systématique ou préconçue. J'eusse désiré mettre sous vos yeux les résultats obtenus par l'emploi de chacun d'eux, mais, de l'aveu de presque tous les médecins qui ont donné leurs soins dans cette épidémie, un tel travail est impossible.

A Mansles, le choléra y a paru d'abord exclusivement; la suette est venue ensuite, accompagnant le choléra, mais ce dernier était alors à son déclin.

A Puyréaux et à Lâge, nous n'avons eu à traiter qu'un seul cas de choléra, mais les suettes y ont été assez nombreuses.

A Puygellier, il y a eu quatre cas de choléra tous mortels, et des suettes dont l'apparition a précédé le choléra.

A Villejesus et à Aizecq, on remarquait quelques suettes au milieu des cholérines et des choléra beaucoup plus nombreux.

La suette, au contraire, était relativement plus fréquente à Aigre. Je l'ai observée aussi à Embérac; mais le choléra y prédominait de beaucoup, comme aux marais des Cambouilles.

A Embérac, l'épidémie a présenté cette circonstance digne de remarque que, de tous les malades, les 24 qui ont succombé n'ont pas été chacun plus de 36 à 40 heures alités, et que ceux qui ont dépassé ce court espace de temps sont guéris.

A Fouqueure, le choléra était également plus fréquent.

A Échoisy, je n'ai vu que quelques suettes.

Tout semble indiquer, dans la coexistence de ces deux épidémies, une corrélation évidente.

Sont-ce deux influences distinctes, ou n'est-ce qu'un même poison à des degrés divers ?

Les courants atmosphériques auxquels on attribue le choléra différeraient-ils dans leurs effets, selon les localités et les circonstances?

Les sueurs abondantes qui ont valu son nom à l'une de ces maladies, ne seraient-elles que des crises destinées à débarrasser l'économie de l'agent inconnu qui produit le choléra ; et la diarrhée de la cholérine et du choléra ne serait-elle qu'une sueur interne qui se produirait par les innombrables villosités de l'intestin ?

Ce sont autant de questions très-vastes que je me suis timidement posées et que l'avenir résoudra sans doute.

Dans la suette, presque tous les médecins que j'ai nommés ordonnaient de se tenir chaudement, de prendre comme boisson une légère infusion de bourrache et de s'en tenir pour tout aliment à trois tasses de bouillon dans la journée.

J'ai dit quelques mots des soins que réclame le moral d'une population en temps d'épidémie. La peur et le découragement, comme passions dépressives, sont des causes très-actives de maladie. Qu'elles en deviennent aussi parfois des effets, je le crois : l'analogie et les faits le démontrent.

Mais leur action prédisposante a été remarquée de tous dans cette épidémie.

Une cause qui peut s'inscrire parmi les plus considérables, ce sont les privations que se sont imposées ces populations dans les dernières années de cherté des subsistances et du mauvais rapport de la vigne.

Beaucoup d'habitants pauvres de ces contrées et de Mansles en particulier, étaient affaiblis et présentaient les plus fâcheuses conditions physiques pour résister à une épidémie.

Que des gens bien portants, d'une constitution heureuse, aient été

3

frappés, je ne le nie pas, j'en ai vu des exemples. Mais dans les mêmes circonstances, l'homme souffreteux ou timoré est incomparablement plus vite atteint que celui dont la santé physique et morale ne laisse rien à désirer.

Ce point est admis pour toutes les maladies, et personne ne songe à le contester.

Beaucoup de malades sont morts des suites de leurs imprudences. Cédant à un préjugé de ce pays, ils mangeaient, à peine convalescents d'une suette et même d'un choléra grave ; *dix ou douze,* que je pourrais citer, sont morts d'indigestion.

J'ai passé en revue l'état sanitaire des localités que nous avons visitées ; je me suis surtout arrêté à ce quartier de la rue des Bouviers à Mansles, et j'ai dit aussi combien le ciel était resté pur du 15 septembre au 5 ou 6 octobre. A la température élevée de la journée succédaient des nuits froides et humides ; je n'ai pu apprécier ces états au thermomètre, je m'en tiens aux impressions des docteurs Arlin et Kœnig, à celles de plusieurs autres personnes et aux miennes. Ces alternatives de chaleur et d'humidité ont dû produire une décomposition incalculable, dont les résultats sont venus s'ajouter au miasme cholérique.

En Afrique la saison des fièvres pernicieuses graves présente les conditions dont je parle : matières végétales en putréfaction, extrêmes de la température dans une même journée. Dans l'Inde, sur les bords du Gange, c'est sous de pareilles influences que les marais laissent dégager les effluves producteurs du choléra.

Ce rapprochement, par les mêmes causes, du choléra asiatique et de la fièvre intermittente grave dans une même famille pathologique a dès longtemps été tenté. Les autorités sur ce point sont nombreuses depuis Sydenham jusqu'à nous. Ce que nous avons observé dans cette partie de la Charente, et surtout à Mansles, me paraît de nature à confirmer cette opinion.

Elle ne donne pas la solution de cette grande et difficile question des épidémies, mais elle généralise et simplifie l'étude en l'élevant. On ne sait pas davantage ce qui se fait dans la putréfaction végétale ou animale. Pourquoi le poison qui produit en Asie le choléra, se montré sous une autre forme dans la fièvre intermittente en Afrique, ou dans la fièvre jaune à la Nouvelle-Orléans? Si c'est un seul et même gaz ou des légions innombrables d'animalcules microscopiques? Mais si toutes ces choses échappent encore à nos recherches, nous conservons la certitude, que partout où des amas considérables de substances organiques sont en voie de décomposition, il y a l'imminence d'une maladie terrible dont certaines conditions météorologiques augmentent l'intensité d'action et de développement, et que ce serait sagesse de s'attaquer à ces causes pour prévenir une affection à laquelle on n'a opposé, jusqu'à présent, qu'un traitement incertain et trop souvent inefficace.

————————

Telles sont, M. le Sous-Préfet, les remarques que j'ai cru devoir vous soumettre. Je m'applaudirais qu'elles puissent, dans l'avenir, être pour les populations charentaises, que je suis heureux d'avoir été appelé à secourir, une sauvegarde à de nouvelles souffrances.

Agréez, monsieur le Sous-Préfet,

L'hommage de mon profond respect,

F. MALLEZ,

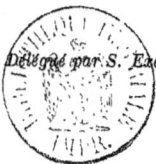

Délégué par S. Exc. le Ministre de l'agriculture et du commerce.

Paris, 1er avril 1856.

————————————————

PARIS.—Imprimerie de COSSE et J. DUMAINE, rue Christine, 2.

www.ingramcontent.com/pod-product-compliance
Lightning Source LLC
Chambersburg PA
CBHW070221200326
41520CB00018B/5734